Vishal Tapadiya
Rajesh Kshirsagar

Carga imediata de implantes dentários

Vishal Tapadiya
Rajesh Kshirsagar

Carga imediata de implantes dentários

ScienciaScripts

Imprint

Cover image: www.ingimage.com

This book is a translation from the original published under ISBN 978-620-2-02895-0.

Publisher:
Sciencia Scripts
is a trademark of
Dodo Books Indian Ocean Ltd. and OmniScriptum S.R.L publishing group

120 High Road, East Finchley, London, N2 9ED, United Kingdom
Str. Armeneasca 28/1, office 1, Chisinau MD-2012, Republic of Moldova, Europe
Printed at: see last page
ISBN: 978-620-7-66080-3

Reconhecimento

"A gratidão não é apenas a maior das virtudes, mas a mãe de todas as outras."

- William Arthur Ward.

Aproveito, pois, esta oportunidade para manifestar o meu profundo sentimento de gratidão e apreço pelas pessoas que contribuíram para a conclusão bem sucedida deste projeto.

Estou muito grato ao meu orientador de pós-graduação, **Dr. Rajesh Kshirsagar,** Professor e Diretor do Departamento de Cirurgia Oral e Maxilofacial, Faculdade e Hospital Dentário Bharati Vidyapeeth, Pune. Esta compilação foi efectuada sob a sua valiosa orientação. Apresento-lhe o meu profundo respeito e agradecimento pelo seu constante encorajamento, apoio inabalável e orientação abrangente ao longo deste projeto.

Agradeço especialmente aos meus pais, **Sr. Jugalkishor Tapadiya e Sra. Kiran Tapadiya,** à minha mulher, **Sra. Renn Tapadiya,** ao meu irmão, **Sr. Varun Tapadiya**, e aos meus amigos por terem sido os meus pilares de apoio ao longo de todo este percurso.

Obrigado.

Dr. Vishal Tapadiya

ÍNDICE

1. INTRODUÇÃO

Os dentes têm sido substituídos utilizando vários tratamentos protéticos, ou seja, próteses parciais removíveis, próteses parciais fixas ou próteses parciais onlay retidas por compósito. Para além do risco de complicações, a maioria destes tratamentos inclui o sacrifício da substância dentária saudável dos dentes adjacentes. Para ultrapassar os problemas associados às próteses convencionais, surgiram os implantes. Quando foram inicialmente introduzidos, era necessário um protocolo cirúrgico completo, com os implantes submersos nos tecidos moles e no osso alveolar, para permitir a cicatrização sem carga, seguida da revelação cirúrgica da restauração 3 a 6 meses mais tarde. Branemark, um médico sueco, desenvolveu este protocolo de 2 fases com base numa investigação meticulosa efectuada durante um período de 20 anos. Branemark estimou que os implantes colocados com este protocolo tinham "um tempo de função esperado de várias décadas - talvez 50 anos". Uma das principais razões para a inserção de implantes no procedimento de duas fases foi a minimização do risco de infeção, uma vez que se permite que o tecido peri-implantar cicatrize separadamente do ambiente microbiano oral Os tempos de tratamento prolongados, a necessidade de duas intervenções cirúrgicas e a necessidade de próteses provisórias durante a cicatrização são desvantagens do tratamento convencional com implantes.[36,39]

Mais tarde, começaram a surgir provas de que um protocolo de uma fase poderia oferecer aos pacientes a perspetiva de uma reabilitação dentária precoce. A carga imediata do implante após a extração ou num alvéolo cicatrizado pode manter a crista óssea e os tecidos moles interdentários, mas obteve apenas um sucesso misto. Uma das principais razões para o insucesso das primeiras tentativas foi a falta de compreensão dos princípios biológicos e mecânicos que, atualmente, sabemos serem necessários para o sucesso clínico. Com uma conceção adequada do implante, o complexo gengival do implante pode manter um ambiente sulcular pouco profundo e permitir a nova colocação da largura biológica.

Os implantes dentários que são carregados de imediato devem ser estáveis após a inserção e devem ser rigidamente esplintados à volta da curvatura da arcada. Estas directrizes simples permitiram o tratamento previsível de muitos pacientes que, de outra forma, teriam de usar as suas próteses durante o período de cicatrização ou mesmo ficar sem elas durante o período pós-operatório inicial. Estes procedimentos eliminam a necessidade de procedimentos cirúrgicos adicionais após o desenvolvimento da interface e proporcionam um ambiente para um tempo mínimo de cadeira durante o período final de tratamento.
restauração.

As vantagens da instalação de implantes numa única fase e o constante desenvolvimento dos implantes e das técnicas cirúrgicas encorajaram novas investigações sobre a carga imediata de implantes unitários em várias regiões da boca, com elevadas taxas de sucesso e sobrevivência. Desde então, mais de uma dúzia de outros estudos demonstraram a eficácia da carga imediata de implantes endósseos.[1 '39]

2. COMPREENSÃO DO CARREGAMENTO IMEDIATO

A terminologia em implantologia dentária é muitas vezes confusa, apesar das tentativas de chegar a acordo sobre as definições correctas.

- Carga imediata/direta: - A construção protética provisória/definitiva é fixada ao implante no prazo de 24 horas após a colocação do implante.

- Carga precoce / Carga funcional precoce: -A construção protética provisória/definitiva é fixada ao implante nos dias/semanas seguintes à colocação do implante.

- Carga retardada: - A construção protética provisória / definitiva é fixada num segundo procedimento após um período de cicatrização convencional de 3-6 meses.

- Uma fase: -O implante cicatriza sem proteção da mucosa oral e é acessível através da mucosa durante o período de cicatrização.

- Duas fases: -O implante cicatriza sob o tecido mole e, após um período de cicatrização, é acedido através de uma cirurgia de segunda fase.

- Carga oclusal imediata: - A ponte de coroa está em contacto com a dentição oposta em oclusão cêntrica.

- Carga imediata não oclusal:-A ponte de coroa não está em contacto em oclusão cêntrica com a dentição oposta na posição natural do maxilar.

3. FACTORES CONSIDERADOS PARA O CARREGAMENTO IMEDIATO

Nem todos os pacientes ou todos os locais dos dentes estão indicados para a abordagem "dentes num dia". Os pacientes devem compreender as limitações deste tratamento e estar dispostos a aceitar as medidas de precaução cientificamente fundamentadas. A principal delas é o facto de, para limitar as forças funcionais durante a osteointegração, os doentes terem de se abster de mastigar qualquer coisa que não sejam alimentos moles ou de aplicar força na restauração durante aproximadamente 3 meses.

VANTAGENS E DESVANTAGENS DO CARREGAMENTO IMEDIATO

Os implantes de estilo mais antigo podem necessitar de 3 a 6 meses para receber o novo dente. Foram necessários muitos anos para que alguém apresentasse uma solução de carga imediata.

Vantagens: -

A maior vantagem é a função completa imediata do novo dente. Dá uma aparência cosmética bonita e natural. O desconforto associado ao procedimento é muito reduzido. De facto, algumas pessoas referem que quase não sentem dor. Este procedimento é menos invasivo do que alguns procedimentos mais antigos para a colocação de coroas e pontes, em que os dentes vizinhos em perfeitas condições têm de ser desbastados para acomodar a coroa. O edentulismo a longo prazo pode ser eliminado. Não são necessárias consultas adicionais.

Desvantagens:

Mais hipóteses de fracasso. A reação óssea peri-implantar é mais elevada após o trauma cirúrgico devido à carga imediata. Elevadas probabilidades de complicações pós-operatórias. É necessária uma maior cooperação do paciente. Maior perda óssea em comparação com a carga diferida.

CONTRA-INDICAÇÕES:

1. Pacientes que sofrem de bruxismo. 2. Pacientes desdentados com uma qualidade e quantidade óssea reduzida.

3. Com uma supraestrutura biomecanicamente não optimizada. 4. com comprimentos de implante curtos.

4. CRITÉRIOS DE SUCESSO NO CARREGAMENTO IMEDIATO

A) Binário de inserção elevado superior a 35 Ncm^2 m

B) Qualidade e quantidade de osso residual

C) Bom perfil dos tecidos moles e ausência de infeção

DENSIDADE DO OSSO - TIPO DE CARGA

A densidade óssea disponível é particularmente importante em implantologia e descreve a largura, altura, comprimento e angulação da área edêntula; uma consideração primordial para os implantes. Uma quantidade suficiente de osso é a principal condição para a utilização de implantes endósseos. Além disso, o osso disponível também é descrito em termos de densidade, que reflecte a dureza do osso.

Quando se perde um dente, o osso alveolar começa a perder dimensão e densidade. Os níveis de densidade óssea estão diretamente relacionados com o stress: quanto maior for o stress fisiológico, mais denso é o osso. Quando o dente é perdido e, portanto, não transmite qualquer stress, o processo alveolar local começa a remodelar-se, e mais osso é reabsorvido do que formado, porque os requisitos do osso para lidar com o stress são reduzidos. Em geral, a perda óssea ocorre com a imobilização ou diminuição do stress no corpo.

Branemark e Zarb enumeraram quatro qualidades ósseas encontradas nos ossos da mandíbula.

A qualidade 1 é constituída por osso compacto homogéneo.

A qualidade 2 consistia numa camada espessa de osso compacto que envolvia um núcleo de osso trabecular denso.

A qualidade 3 apresentava uma fina camada de osso cortical em torno de osso trabecular denso de resistência favorável.

A qualidade 4 apresentava uma fina camada de osso cortical envolvendo um núcleo de osso trabecular de baixa densidade. [4,31,33,34]

Misch definiu quatro grupos de densidade óssea, que variam nos tipos de osso macroscópico cortical e trabecular. As regiões dos maxilares com densidades diferentes são frequentemente consistentes. O protocolo cirúrgico, a cicatrização, os planos de tratamento e os intervalos de tempo de carga progressiva são únicos para cada tipo de densidade óssea.

CLASSIFICAÇÕES DE DENSIDADE ÓSSEA

O osso pode ser classificado em quatro grupos de densidade macroscópica decrescente:-

1. Compacto denso
2. Compacto poroso
3. Coarsetrabecular
4. Trabecular fina

Osso compacto denso (D-l):

O osso muito denso (tipo carvalho ou ácer) é composto por quase todo o compacto denso e é designado por D-l. A mandíbula anterior reabsorvida (Divisão C ou D) é frequentemente constituída por este tipo de osso, que representa o osso basal da sínfise. Também se encontra osso compacto denso nos aspectos laterais espessos da mandíbula anterior com volume ósseo adequado a abundante. Os implantes colocados no aspeto lingual da mandíbula anterior são frequentemente colocados no osso D-l.

Este tipo de osso denso apresenta várias vantagens para a medicina dentária. Composto por osso lamelar histológico, é altamente mineralizado e capaz de suportar cargas maiores. O osso lamelar pode cicatrizar com pouca formação de tecido ósseo provisório, garantindo uma excelente estabilidade óssea mesmo após um traumatismo. Como resultado, os implantes podem ser removidos e reinseridos, se necessário, durante o procedimento cirúrgico. Um implante de titânio roscado na mandíbula anterior provou ser muito previsível a longo prazo, com um sucesso superior a 94%.

Um implante roscado proporciona uma fixação imediata e assegura a dissipação de tensões para resistir a forças funcionais a longo prazo quando em osso cortical. A percentagem de osso na interface do implante é maior neste tipo de osso e aproxima-se dos 80%. Como resultado, os implantes mais curtos colocados podem suportar cargas maiores do que em qualquer outra densidade óssea.

Osso compacto poroso denso a espesso e trabecular grosseiro (D-2):

A segunda densidade de osso encontrada nos maxilares desdentados (D-2) é uma combinação de osso compacto denso a poroso no exterior e osso trabecular grosseiro no interior. A sensação tátil ao preparar esta densidade óssea é semelhante às preparações em abeto ou pinho branco. Este tipo de osso ocorre mais frequentemente na mandíbula anterior, seguido da mandíbula posterior. Ocasionalmente, foi observado no maxilar anterior, embora o osso compacto denso a poroso seja encontrado principalmente na superfície lingual do local do implante.

O osso D-2 proporciona uma excelente cicatrização rígida e a osseointegração é muito previsível. A maioria dos sistemas de implantes referem-se a esta densidade de osso para o seu protocolo habitual. O osso compacto denso a poroso na superfície e nas porções laterais do implante proporciona uma interface inicial rígida. A osteoplastia para obter uma largura adicional de osso antes da colocação do implante ou do rebaixamento não compromete o suporte, porque o osso cortical lateral e o osso trabecular grosseiro proporcionam um suporte e um fornecimento de sangue adequados. O implante pode ser colocado ligeiramente abaixo da crista do rebordo sem compromisso ou risco de movimento na interface durante a cicatrização. A hemorragia intra-óssea ajuda a controlar o sobreaquecimento durante a preparação e é mais benéfica para a cicatrização da interface osso-implante.

Um implante roscado colocado na mandíbula anterior envolve frequentemente o osso cortical espesso na crista edêntula, no ápice e na maioria dos lados laterais. Este facto proporciona uma estabilidade imediata e uma sobrevivência a longo prazo. A densidade D-2 do osso na mandíbula posterior não fornece osso cortical apical, uma vez que o nervo alveolar inferior limita a altura do implante. Um implante de titânio com rosca deve tentar envolver o osso cortical lateral durante a colocação. A angulação do implante pode permitir a utilização da placa lingual mandibular para este efeito. Um desenho de cesto oco também provou ser eficaz a 95,3% durante até 10 anos, quando colocado em osso alveolar trabecular grosseiro. O cilindro press-fit revestido a plasma de titânio também se revelou eficaz nesta densidade óssea. A principal vantagem de um implante press-fit nesta região é a simplificação da abordagem cirúrgica, especialmente se estiver disponível um acesso limitado.

A maxila anterior apresenta por vezes esta densidade óssea e é então tratada de forma muito semelhante à mandíbula com densidade D-2. Um implante com rosca deve encaixar na placa cortical palatina, onde o osso cortical labial é mais fino e poroso. Além disso, o ápice do implante deve encaixar na placa cortical fina no pavimento do nariz quando é utilizado um sistema de tipo parafuso sólido. Tal não é indicado se for selecionado um implante de cilindro oco, uma vez que a perfuração do osso e do periósteo comprometerá a capacidade de formação de osso no cesto interno.

A excelente irrigação sanguínea e a fixação inicial rígida permitem uma cicatrização óssea adequada no prazo de 4 meses. A colocação do pilar e a terapia protética podem então ser iniciadas. É de salientar que o período de tempo para a cicatrização óssea inicial se baseia na densidade do osso e não na sua localização nos maxilares. Por conseguinte, uma fase de cicatrização rígida de 4 meses é adequada para osso compacto poroso e trabecular grosseiro (D-2), mesmo quando se encontra no maxilar.

A interface do implante está bem estabelecida no intervalo de cicatrização de 4 meses. A percentagem de contacto osso-implante é de aproximadamente 70%, especialmente quando o osso cortical envolve as porções facial, lingual e apical do implante.

A carga óssea progressiva é mais importante quando o único osso cortical em contacto com o implante se encontra na crista do rebordo. A quantidade de osso trabecular grosseiro em redor e em contacto com o implante pode ser aumentada durante um processo protético intermédio de carga gradual.

Osso compacto poroso e trabecular fino (D-3):

A terceira densidade do osso (D-3) é composta pelo osso compacto poroso mais fino e pelo osso trabecular fino. Esta densidade óssea proporciona ao cirurgião uma sensação tátil semelhante à perfuração em madeira de balsa. Encontra-se normalmente na maxila anterior ou posterior, ou na mandíbula posterior. Também pode ser encontrado na crista edêntula da Divisão B com osso cortical espesso da crista D-2, que é removido quando modificado por osteoplastia para proporcionar uma largura adequada para a colocação de implantes em forma de raiz.

A camada porosa compacta é mais fina no aspeto labial da maxila e o padrão trabecular fino é mais discreto em sítios edêntulos mais largos. A maxila anterior D-3 é normalmente menos larga do que a sua contraparte mandibular. São frequentemente necessários implantes de menor diâmetro.

A vantagem do osso trabecular fino e compacto poroso D-3 é que a osteotomia do implante pode ser concluída em 10 segundos para cada tamanho de broca. A broca de tamanho intermédio, a broca escareadora e a broca de osso podem ser eliminadas do protocolo. O fornecimento de sangue é excelente e ajuda a arrefecer a osteotomia e durante a cicatrização óssea.

Osso Trabecular Fino (D-4):

O osso trabecular fino (D-4) tem uma densidade muito ligeira e pouca ou nenhuma crista cortical. É o espetro oposto do osso compacto denso (D-l). A localização mais comum para este tipo de osso é a maxila posterior do paciente edêntulo de longa duração. Estas cristas edêntulas são frequentemente muito largas, mas têm uma altura vertical reduzida. Este tipo de osso também está presente após osteoplastia para aumento da largura da crista no osso D-3, porque o osso cortical da crista é removido durante este procedimento. A sensação tátil deste osso é semelhante à da esferovite. Raramente é observado na mandíbula anterior.

A qualidade do osso é um dos principais factores determinantes para assegurar a estabilidade primária do implante, que é a chave para uma osseointegração bem sucedida. O osso denso contribui para um maior contacto do implante com o osso e, consequentemente, para a estabilidade primária.

A estabilidade primária, definida como a estabilidade biométrica imediatamente após a inserção do implante, é um fator crítico que determina o sucesso a longo prazo dos implantes dentários. Por outras palavras, a estabilidade primária é a ausência de mobilidade no leito ósseo após a colocação do implante[26] .

A estabilidade do implante está diretamente relacionada com a saúde do osso que o rodeia. A avaliação radiográfica da altura da crista óssea na proximidade do implante colocado ajuda o implantologista a determinar o prognóstico do tratamento.

A literatura estabelece efetivamente as relações entre:

a. Qualidade do osso no local do implante e perda óssea da crista - quanto mais denso for o osso, menor será a perda óssea da crista observada.

b. Tensão exercida sobre o implante após a colocação e perda óssea da crista.

c. Os factores de força, como o bruxismo, o apertamento, os cantilevers, incluindo a altura da coroa, também influenciam a perda óssea da crista.

O stress excessivo colocado imediatamente no implante causa mais perda óssea porque a altura da crista cai na zona de sobrecarga patológica. Por conseguinte, a sobrecarga oclusal irá influenciar a perda óssea da crista.[33]

INTERFACE OSSO-IMPLANTE

O osso é a base estrutural de um implante de suporte de carga. O osso que envolve os implantes pode ser composto por osso tecido, lamelar, feixe ou composto, o que depende da idade, do estado funcional e de factores sistémicos do doente. Quando um implante de titânio comercialmente puro é instalado no osso, um calo em ponte, com uma capacidade de carga mínima, tem origem no osso que rodeia o implante e uma rede de osso tecido atinge a superfície do implante aproximadamente em 6 semanas. Frequentemente, o osso entrelaçado não é completamente substituído por osso lamelar maduro e com capacidade de carga 3 a 6 meses após a cirurgia de implante.[2]

Existe uma interface de tecido fibroso 1 mês após a implantação, uma média de 50% de contacto osso-implante aos 3 meses, 65% de contacto osso-implante aos 6 meses e uma média de 85% de contacto osso-implante após 1 ano da colocação de um implante de superfície maquinada. A resposta de cicatrização após a colocação do implante é caracterizada por um aumento da força de ligação interfacial e do contacto osso-implante, o que melhora o comportamento mecânico da interface. A rigidez da interface, que é aceite como um fator determinante para a sobrevivência do implante, aumentou mais do dobro em 3 meses em cães, o que corresponde a um período de cicatrização de 4 a 6 meses em mandíbulas humanas.

Um dos factores mais significativos que afectam o resultado do tratamento com implantes é a qualidade do osso à volta dos implantes. O aumento da densidade óssea melhora as propriedades mecânicas da interface. Está demonstrado que os implantes têm menos micromovimento, maior estabilidade inicial e concentrações de tensão reduzidas em osso de elevada densidade. Além disso, conhecer a distribuição da qualidade óssea em várias regiões do maxilar ajuda o médico no planeamento do tratamento com implantes dentários. Os tipos de qualidade óssea 1 e 4 são encontrados com muito menos frequência do que os tipos 2 e 3. Embora existam variações na densidade em cada região, os ossos de qualidade 2 dominam a mandíbula e os de qualidade 3 são mais prevalentes na maxila. A mandíbula anterior tem o osso mais denso, seguida da mandíbula posterior, maxila anterior e maxila posterior. Do ponto de vista biomecânico, embora 70% de osso pareça suportar forças funcionais, acredita-se que a taxa de sobrevivência do implante é diretamente proporcional à densidade óssea.[2 14]

OSSEOINTEGRAÇÃO

A osseointegração primária está associada ao envolvimento mecânico de um implante com o osso circundante após a inserção do implante; enquanto a regeneração e remodelação ósseas proporcionam a osseointegração secundária (estabilidade biológica) do implante.[26]

A osteointegração baseou-se num protocolo cirúrgico de duas fases e foi considerado crucial evitar a carga dos implantes submersos durante o período de cicatrização. No entanto, o sucesso coincidente da primeira aplicação de carga imediata (ou precoce) e a investigação consecutiva sobre próteses fixas revelaram que os implantes de duas fases podiam ser carregados numa

relativamente curto período de tempo após a colocação apenas na mandíbula edêntula do interforamina para suportar uma supraconstrução rígida fixa permanente da arcada cruzada.[4,26]

Existem duas teorias básicas relativamente à interface osso-implante.

1) Integração fibro-óssea - apoiada por Linkow (1970), James (1975) e Weiss (1986).
2) Osseointegração apoiada por Branemark (1985).

Em 1986, a Academia Americana de Implantologia definiu a integração fibrosa como "contacto tecido-implante com tecido colagénio denso e saudável entre o implante e o osso". A integração fibro-óssea refere-se ao tecido conjuntivo constituído por fibras de colagénio bem organizadas presentes entre o osso e o implante.

Nesta teoria, diz-se que as fibras de colagénio funcionam de forma semelhante às fibras de Sharpey na dentição natural. As fibras afectam a remodelação óssea onde a tensão é criada sob condições de carga ideais (Weiss, 1986). As fibras de colagénio à volta do implante estão dispostas de forma diferente das fibras nos ligamentos periodontais dos dentes naturais. As fibras estão dispostas de forma irregular, paralelamente ao corpo do implante. Quando são aplicadas forças, estas não são transmitidas através das fibras como se vê na dentição natural. Não estão presentes fibras de Sharpey entre o osso e o implante, pelo que é difícil transmitir as cargas. Por conseguinte, não se pode esperar que ocorra remodelação óssea na fibrointegração. [23]

A segunda teoria sobre a interface osso-implante é a teoria da osseointegração. Brunski, et al. (1979) descobriram que o encapsulamento do tecido conjuntivo fibroso pode ocorrer quando um implante é carregado imediatamente após a inserção. Em contrapartida, é possível uma interface direta osso-implante quando se permite que um implante cicatrize no osso, sem ser perturbado. Branemark, et al (1969) descobriram ainda que, após a ocorrência da interface direta osso-implante, a osteointegração é mantida através da remodelação óssea e da carga adequada (Branemark, et al 1969; Branemark, 1983). [7,31]

Segundo Branemark, a osseointegração é uma definição histológica que significa "uma ligação direta entre o osso vivo e um implante endósseo portador de carga ao nível do microscópio de luz". Em 1986, a Academia Americana de Implantologia definiu-a como "o contacto estabelecido sem interposição de tecido não ósseo entre o osso normal remodelado e um implante, implicando uma transferência e distribuição sustentadas de carga do implante para e dentro do tecido ósseo".

Desenho do implante e características da superfície em relação à carga imediata

O desenho do implante, um parâmetro vital para atingir a estabilidade primária, refere-se à estrutura tridimensional de um implante com todos os componentes e características que o caracterizam. Os implantes de diferentes designs atingem vários graus de estabilidade, o que pode determinar o seu desempenho clínico futuro. O desenho com parafuso ou rosca minimiza o micromovimento dos implantes durante a função, mantendo assim a estabilidade primária. Além disso, um desenho roscado também aumenta a área de superfície do implante, oferecendo assim uma maior percentagem de contactos osso-implante, em comparação com implantes com um desenho cilíndrico. Por conseguinte, os implantes de tipo roscado são geralmente recomendados, especialmente para IL. O estudo de Vandamme também demonstrou que os implantes roscados oferecem uma significativa

contacto osso-implante durante (em comparação com os implantes em forma de cilindro), o que também pode aumentar a estabilidade secundária. É aceite que todos os implantes apresentam um certo grau de perda óssea após a osteointegração e ao longo do tempo de funcionamento. Tem sido afirmado que a introdução de microtrincas ou "ranhuras de retenção" no colo do implante também pode ajudar a reduzir a distribuição do stress e a reduzir a extensão da perda óssea após a instalação do implante. Por conseguinte, os implantes de tipo cilíndrico parecem estar contra-indicados para regimes de IL devido à diminuição da estabilidade primária e à menor resistência ao movimento vertical e à tensão de cisalhamento.

Os implantes cónicos foram inicialmente concebidos principalmente para servir de IL após a extração de dentes. A teoria subjacente à utilização de implantes cónicos é a de proporcionar um grau de compressão do osso cortical num local de implante com osso pobre. Os implantes cilíndricos de corpo largo aumentam o risco de perfuração labial devido às concavidades vestibulares, ao passo que a diminuição do diâmetro dos implantes cónicos em direção à região apical permite acomodar a concavidade labial.

Também se demonstrou que as características da superfície do implante influenciam a osteointegração. Considera-se que as superfícies rugosas aumentam a estabilidade primária, uma vez que apresentam uma maior área de superfície e permitem uma ligação mecânica mais firme aos tecidos circundantes.

Muitos estudos clínicos têm-se centrado no sucesso de implantes endósseos com uma variedade de características de superfície e na clarificação do processo de osseointegração. No início dos anos 90, os implantes revestidos com hidroxilapatite (HA) têm sido amplamente utilizados para melhorar a estabilização inicial dos implantes e aumentar o contacto osso-implante para tratamentos em osso de baixa densidade. Os implantes revestidos com HA podem ter um melhor prognóstico a longo prazo em osso de baixa densidade e quando é necessária a colocação de implantes mais curtos. Em geral, os estudos anteriormente mencionados sugerem que os implantes com superfícies rugosas têm mais contacto osso-implante, o que aumenta a rigidez da interface. De facto, este facto pode melhorar a sobrevivência do implante.[2,15,26]

Carga imediata com referência à densidade e qualidade óssea

As variações na densidade óssea podem ocorrer em todos os locais da cavidade oral. A qualidade do osso é frequentemente referida como a quantidade de osso cortical e esponjoso em que o alvéolo recetor é perfurado. Por exemplo, o osso mais denso está frequentemente localizado na mandíbula anterior, seguido da pré-maxila e da mandíbula posterior. O osso menos denso está normalmente presente na maxila posterior, bem como na mandíbula.

A estabilidade do implante a longo prazo após a IL parece ser aumentada devido ao aumento significativo da densidade óssea peri-implantar na interface implante-osso.

Uma quantidade e qualidade ósseas deficientes têm sido apontadas como os principais factores de risco para o insucesso dos implantes, uma vez que podem estar associadas a uma reabsorção óssea excessiva e a um comprometimento do processo de cicatrização, em comparação com osso de maior densidade. De acordo com Misch, a maioria dos implantes de carga imediata são colocados em locais anatómicos com osso denso e de boa qualidade. A mandíbula (particularmente na região interforaminal) tem uma melhor qualidade óssea em comparação com a maxila e esta é provavelmente a razão pela qual existem relatos de IL na parte anterior da mandíbula com elevadas taxas de sobrevivência.[2,26]

5. REVISÃO DA LITERATURA

Randow K, Ericsson et al (1999) efectuaram um estudo sobre "Carga funcional imediata de implantes dentários Branemark: Um estudo de acompanhamento clínico de 18 meses". Foi efectuado um estudo clínico e radiográfico para comparar o resultado da reabilitação oral na mandíbula edêntula através de supra-construções fixas ligadas a implantes instalados de acordo com o procedimento cirúrgico em todas as fases e carga imediata (Grupo Experimental - GE), ou o conceito original de 2 fases. (Grupo de Referência - GR)

O GE incluía 16 indivíduos com mandíbulas edêntulas. No total, foram colocados 88 implantes no GE (16 pacientes), em comparação com 30 no GR (11 pacientes). No GE, os aparelhos fixos foram conectados aos implantes no prazo de 20 dias após a instalação dos implantes, enquanto os aparelhos fixos no GR foram conectados cerca de 4 meses após a instalação dos acessórios. Na altura da entrega da supra-construção, todos os 27 pacientes foram examinados radiograficamente, um exame que foi repetido no seguimento de 18 meses.

A análise das radiografias do GE revelou que durante o período de observação de 18 meses a perda média de suporte ósseo foi de 0,4 mm. O valor correspondente observado no GR foi de 0,8 mm. Durante o período de observação de 18 meses, não se registou qualquer perda de fixação em nenhum dos 2 grupos examinados.

Em conclusão, o presente estudo clínico indicou que os acessórios de titânio e o Branemark moderno podem ser corretamente ancorados na área mandibular interforame e suportar com êxito uma supraestrutura de arcada cruzada fixa, mesmo quando imediatamente carregados após a colocação. Para além disso, o resultado do estudo indicou que a reabsorção óssea se encontrava dentro do mesmo intervalo à volta dos implantes instalados de acordo com este procedimento cirúrgico de 1 fase e carga imediata que à volta dos implantes instalados e carregados de acordo com o protocolo tradicional de 2 fases.

Saime Sahin et al (2002) efectuaram uma revisão sobre "A influência das forças funcionais na biomecânica das próteses suportadas por implantes". O objetivo era avaliar as provas publicadas relacionadas com a influência das forças funcionais na biomecânica das próteses suportadas por implantes.

Existe um consenso de que a localização e a magnitude das forças oclusais afectam a qualidade e a quantidade de tensões e deformações induzidas em todos os componentes do complexo osso-implante-prótese. Ao avaliar os efeitos biológicos de uma carga aplicada, é essencial determinar a sua origem. A qualificação e a quantificação destas forças nos implantes e no osso são necessárias para compreender o comportamento in vivo destes dispositivos.

A literatura foi pesquisada em busca de artigos de investigação originais relacionados com o controlo de cargas sobre implantes dentários, efeitos de cargas oclusais precoces e tardias, influência da qualidade óssea, tipo de prótese, material da prótese, número de implantes de suporte e técnicas de engenharia utilizadas para avaliar o comportamento mecânico e biomecânico dos implantes, utilizando a MEDLINE e o rastreio manual de referências citadas em artigos-chave que não tenham sido obtidos de outra forma.

No entanto, à luz dos conhecimentos actuais, parece que o resultado do tratamento é melhorado quando os implantes não suportam forças oclusais excessivas, os implantes são colocados em osso denso, o número ou o diâmetro dos implantes de suporte são aumentados, a colocação de implantes reduz os momentos de flexão e quando os implantes suportam próteses fixas.

Dincer Bozkaya et al (2004) efectuaram um estudo sobre a "Avaliação das características de transferência de carga de cinco implantes diferentes em osso compacto a diferentes níveis de carga através da análise de elementos finitos". O contorno externo de um implante e a magnitude da carga oclusal podem ter efeitos significativos nas características de transferência de carga e podem resultar em diferentes taxas de fracasso ósseo para diferentes sistemas de implantes.

O objetivo deste estudo foi investigar os efeitos da geometria externa e da magnitude da carga oclusal nos modos de falha óssea de 5 sistemas de implantes dentários disponíveis no mercado. De acordo com o estudo, a sobrecarga ocorre perto da região superior do osso compacto, em compressão, e é

causada principalmente pelos componentes normais e laterais da carga oclusal. Na região de intersecção do osso compacto e trabecular, a sobrecarga ocorre em tensão devido ao componente vertical da carga oclusal.
Foram aplicadas cargas oclusais de diferentes magnitudes (0 a 2000 N) nos pilares que suportam restaurações dentárias unitárias a 11,3 graus do eixo vertical com um desvio de 1 mm. A área total de osso sobrecarregado, onde as tensões normais de tração e compressão estavam fora dos limites recomendados de 100 e 170 MPa, respetivamente, foi investigada para diferentes níveis de carga. Este estudo demonstrou que, para níveis moderados de cargas oclusais (100 a 300 N), aplicadas a 11,3 graus do eixo vertical com um desvio de 1 mm, o osso compacto não foi sobrecarregado por nenhum dos sistemas de implantes investigados.

Craig M. Misch et al (2004) efectuaram um estudo sobre "Carga imediata de implantes definitivos na mandíbula edêntula utilizando uma prótese provisória fixa: A Técnica de Conversão de Dentadura". Este artigo apresentou uma técnica clínica para a carga imediata de implantes na mandíbula completamente desdentada.
O protocolo recomendava a colocação de 4 a 5 implantes de forma radicular na mandíbula anterior entre os forames mentais. Aquando da inserção, os implantes devem apresentar uma estabilidade primária favorável. Os pilares são adicionados aos implantes e a dentadura inferior do paciente é convertida numa prótese fixa provisória de carga imediata.

A técnica de conversão de prótese demonstrou fornecer resultados previsíveis para a carga imediata de implantes na mandíbula edêntula. A prótese definitiva é fabricada após a integração dos implantes em 3 meses.

A técnica de conversão de prótese oferece várias vantagens, uma vez que pode ser utilizada com a maioria dos sistemas de implantes disponíveis no mercado e incorpora componentes de implantes convencionais. São revistas as directrizes para a seleção de pacientes, preparação pré-cirúrgica, cirurgia de implantes, fabrico de próteses e cuidados pós-operatórios.

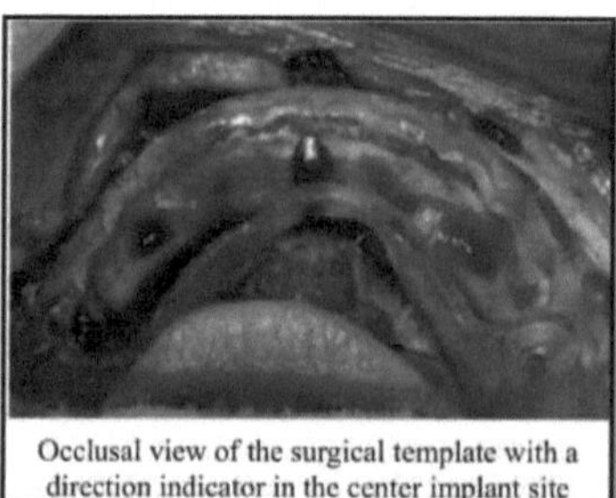

Occlusal view of the surgical template with a direction indicator in the center implant site

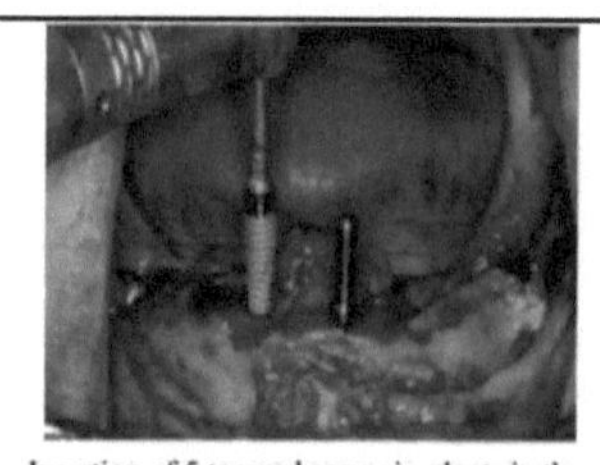

Insertion of 5 tapered screw implants in the anterior mandible (Implant insertion , Palm Beach Gardens)

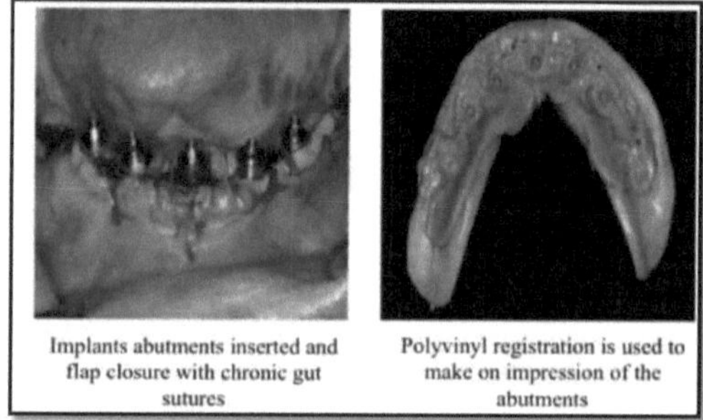

Implants abutments inserted and flap closure with chronic gut sutures

Polyvinyl registration is used to make on impression of the abutments

Michael Block et al (2004) efectuaram um estudo sobre "Restauração Provisória Imediata de Implantes Dentários num Único Dente: Técnica e resultados iniciais".

A sua hipótese afirmava que o fabrico pré-operatório do pilar do implante e da restauração provisória pode proporcionar uma provisionalização imediata bem sucedida dos implantes, se forem utilizados critérios de diagnóstico específicos para a seleção dos pacientes.

Esta hipótese foi avaliada através do acompanhamento prospetivo de 74 implantes assim tratados durante 6 meses a 2 anos. Foi apresentada uma técnica para ilustrar um método simples e fiável para restaurar provisoriamente uma restauração de um único dente. O método envolveu a colocação pré-operatória de um análogo de implante num modelo, a preparação do pilar no modelo e o fabrico de uma coroa provisória fora da oclusão. No momento da cirurgia, o implante foi colocado de acordo com a prescrição do dentista restaurador, o cirurgião colocou o pilar e a coroa provisória e a restauração final foi fabricada após a integração do implante.

Setenta de 74 (94,6%) restaurações foram bem sucedidas até 2 anos de seguimento, o que foi semelhante aos implantes de dentes unitários tratados com um protocolo de 2 fases.

Em conclusão, os implantes provisórios imediatos de um único dente foram técnicas eficazes quando foram utilizados critérios de diagnóstico específicos.

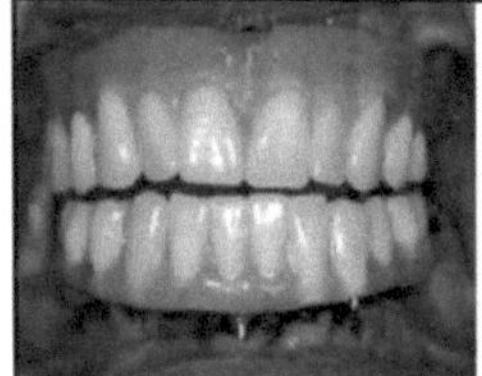

Delivery of the fixed screw retained fixed provisional prosthesis

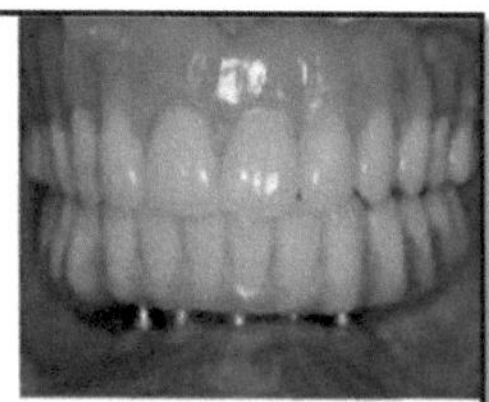

The final mandibular implant prosthesis is a screw retained hybrid bridge

Nikolai J. Attard et al (2005) efectuaram uma revisão sobre "Protocolos de carga imediata e precoce

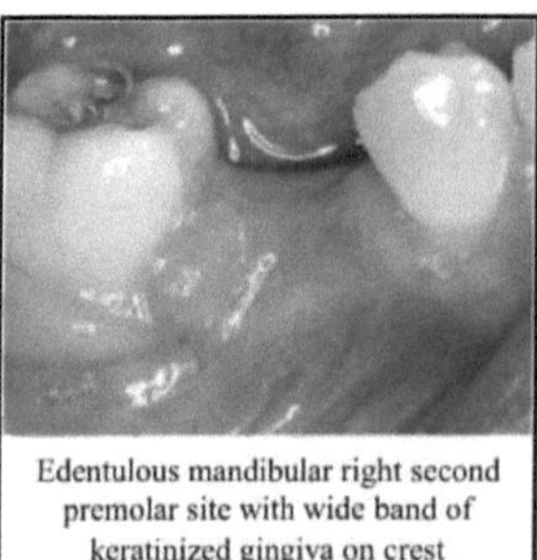

Edentulous mandibular right second premolar site with wide band of keratinized gingiva on crest

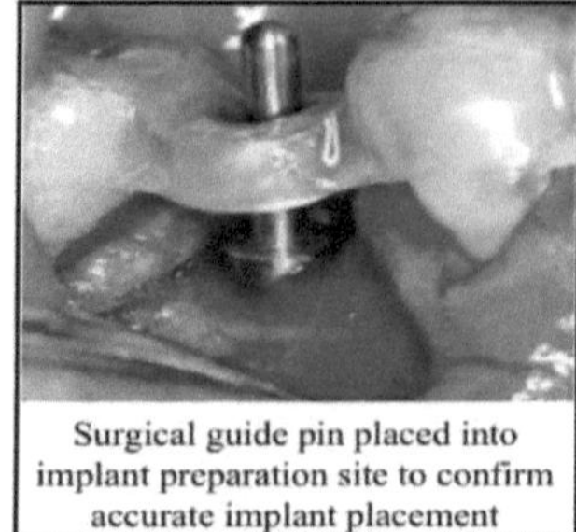

Surgical guide pin placed into implant preparation site to confirm accurate implant placement

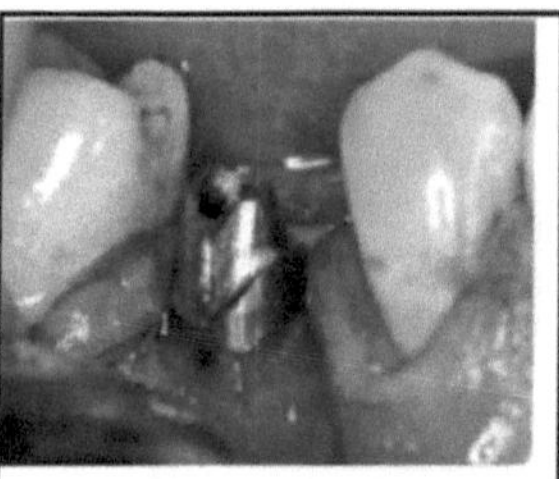

The previously prepared abutment is placed passively. After the occlusal space is confirmed a small piece of cotton is placed before cementation of crown

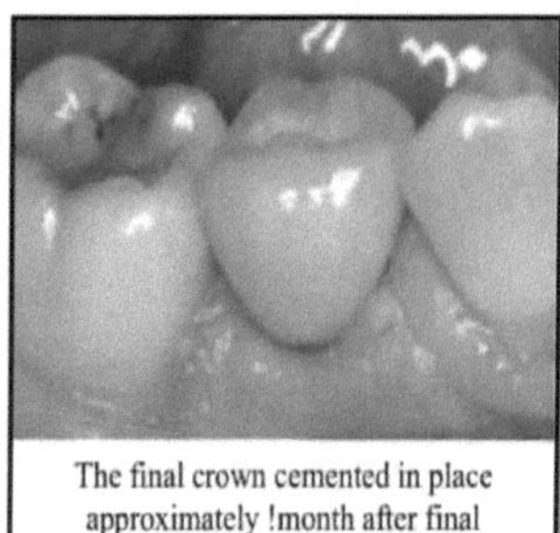

The final crown cemented in place approximately !month after final impressions were taken

de implantes: Uma revisão da literatura de estudos clínicos". O objetivo desta revisão da literatura era apresentar os resultados de estudos clínicos sobre protocolos de carga imediata e precoce, identificar deficiências e sugerir uma série de questões que ainda necessitam de ser exploradas.

Os dados foram tabulados a partir de estudos que relataram pacientes tratados com próteses fixas e sobredentaduras. Os primeiros incluíram pacientes parcialmente edêntulos tratados com próteses unitárias ou múltiplas. Poucos estudos sugerem que, para obter resultados previsíveis em locais de extração, a colocação de implantes deve ser restringida a locais sem história de envolvimento periodontal (taxas de sucesso 61%-100%). Há uma série de questões que necessitam de ser mais exploradas.

Dentro das limitações desta revisão, pode concluir-se que estes protocolos de tratamento são previsíveis na mandíbula anterior, independentemente do tipo de implante, topografia da superfície e desenho da prótese (taxas de sucesso 90%-100%). É necessário investigar exaustivamente os resultados clínicos para medir o benefício económico destes protocolos e o impacto do tratamento na qualidade de vida do paciente. Além disso, são necessários estudos mais precisos a longo prazo que relatem protocolos de tratamento para situações clínicas distintas, de modo a permitir comparações significativas.

Stephen F Balshiet al (2005) efectuou "Um estudo prospetivo de carga funcional imediata, seguindo o protocolo de dentes num dia: Uma série de casos de 55 casos consecutivos em Maxilas Edêntulas".
A carga imediata de implantes dentários está a ganhar cada vez mais reconhecimento como uma opção viável tanto para o paciente como para o médico.

O objetivo deste estudo foi avaliar os resultados de 55 pacientes numa investigação clínica de carga funcional imediata de implantes do sistema Branemark (Noble Biocare USA, Yorba Linda, CA) em maxilares edêntulos. O seu objetivo adicional foi sugerir um protocolo fiável e baseado em evidências para a carga imediata de implantes de próteses de arcada completa no maxilar.

Foi colocado um total de 552 implantes do sistema Branemark na extração imediata de locais cicatrizados; foi colocado um número médio de 10 implantes por paciente. 522 dos 552 implantes foram imediatamente carregados com próteses fixas totalmente em acrílico aparafusadas no momento da cirurgia. Aproximadamente 4 a 6 meses mais tarde, os 30 implantes submersos foram descobertos e foi entregue a cada paciente uma prótese definitiva reforçada com metal.

A taxa de sobrevivência cumulativa de implantes com carga imediata foi de 99,0% para estes pacientes. Os resultados deste estudo prospetivo de carga imediata na arcada completa do maxilar sugerem que este protocolo é adequado para a maioria dos pacientes que necessitam de reconstrução total do implante maxilar. Em conclusão, o protocolo sugerido neste estudo é muito bem sucedido em proporcionar um estado duradouro de osteointegração como base para a estabilidade a longo prazo de próteses fixas aparafusadas.

Paulino Castellon et al (2005) efectuaram uma revisão sobre "Técnicas para facilitar a provisionalização de restaurações de implantes". O objetivo deste artigo foi rever os métodos actuais para a provisionalização imediata de restaurações de implantes unitários.

Foram discutidos e ilustrados em pormenor quatro métodos, incluindo: preparação pré-operatória de um pilar e coroa provisória utilizando modelos de diagnóstico; colocação e modificação do pilar no momento da colocação do implante; utilização de pilares de uma peça ou não preparáveis; e métodos de indexação. Foram apresentadas as características do material para indexação, de modo a proporcionar ao clínico uma compreensão do manuseamento do material em relação à precisão da indexação.

Em conclusão, dependendo dos critérios específicos do clínico e do caso do doente, a provisionalização imediata de restaurações de implantes pode ser efectuada de forma eficiente.

Kenneth L. Halpern et al (2006) efectuaram um estudo sobre "Implante minimamente invasivo e cirurgia de elevação do seio maxilar com carga imediata". O conceito básico deste estudo envolveu a utilização de um punção de tecido dérmico de 5 ou 6 mm que permite o acesso ao local da osteotomia, bem como ao seio, quando é indicado um procedimento de elevação.

Esta técnica permitiu uma excelente estética em situações de carga imediata, formando uma papila interdentária natural e previsível no momento da cirurgia.

Em conclusão, existem vantagens distintas na utilização de técnicas de implantes minimamente invasivas, mas estes procedimentos devem ser reservados para o cirurgião de implantes altamente experiente. As considerações anatómicas são de extrema importância, especialmente na zona estética. Recomenda-se que os casos iniciais sejam anatomicamente simples.

Jerome A. Lindeboom et al (2006) realizaram "Um estudo prospetivo de carga imediata versus provisionalização imediata de substitutos de dentes unitários maxilares". O objetivo deste estudo prospetivo e aleatório foi avaliar o resultado clínico de implantes BioComp com carga imediata e pulverização de plasma sólido (TPS) versus implantes BioComp com provisionalização imediata, mas sem carga, na região anterior e pré-molar do maxilar.

Foram incluídos no estudo 48 pacientes (31 do sexo feminino e 17 do sexo masculino) com uma média de idade de 42,3 +/- 13,1 anos (intervalo de 19 a 78 anos). Foram colocados cinquenta implantes TPS com rosca e provisionalizados no prazo de 24 horas após a cirurgia. Os pacientes foram distribuídos aleatoriamente por 2 grupos. No grupo de carga imediata (IL) (n =24), a oclusão da restauração provisória foi concebida com contactos normais em relação cêntrica e em excursões laterais, enquanto que no grupo de carga não imediata (IP) (n =24), a restauração provisória foi ajustada para eliminar todos os contactos oclusais ou contactos em excursões laterais. Foram efectuados controlos clínicos e radiográficos regulares e os valores da taxa de sobrevivência e do quociente de estabilidade do implante (ISQ) foram avaliados aquando da entrega da restauração definitiva aos 6 meses. Ao fim de 1 ano, foram avaliados os defeitos ósseos coronais radiográficos e a estética gengival entre os 2 grupos. No grupo IL, perderam-se 2 fixações, enquanto que no grupo IP se perderam 3 implantes. Os implantes perdidos mostraram uma mobilidade crescente 2 a 3 semanas após a inserção, tendo sido removidos. Os restantes 45 implantes mantiveram-se estáveis em todos os exames de acompanhamento subsequentes e 6 meses após a colocação do implante. Todos os implantes do grupo de carga imediata tinham uma margem gengival vestibular ideal, contra 91% do grupo de provisionalização imediata. A regeneração completa da papila interdentária mesial foi observada em 70% do grupo IL versus 91% do grupo IP, enquanto a regeneração completa da papila distal foi observada em 91% dos implantes IL e IP.

M. Degidi et al (2007) efectuaram um estudo sobre "Os implantes mais longos melhoram os resultados clínicos em carga imediata?". Este estudo retrospetivo foi realizado para comparar os resultados clínicos de implantes de comprimento longo e padrão. Um total de 244 implantes padrão e 536 implantes longos foram inseridos e submetidos a carga imediata. O seguimento médio foi de 3 anos. A ausência ou redução da perda óssea marginal foi considerada como um indicador adicional de sucesso para avaliar o efeito de vários factores no resultado clínico.

Apenas 4 dos 244 implantes de 13 mm de comprimento foram perdidos (98%), mas este facto foi estatisticamente diferente da taxa de sobrevivência dos implantes mais longos. A má qualidade do osso estava relacionada com o aumento da perda óssea marginal e, por conseguinte, verificou-se um pior resultado em ambos os grupos. Em conclusão, os implantes de comprimento padrão IL têm uma elevada taxa de sobrevivência e são dispositivos fiáveis para inserção em osso de má qualidade, embora seja de esperar uma reabsorção óssea ligeiramente superior.

Antonio Achilli et al (2007) efectuaram um estudo sobre "Função imediata/precoce com implantes cónicos que suportam próteses parciais fixas posteriores maxilares e mandibulares: Resultados preliminares de um estudo prospetivo multicêntrico".

O objetivo deste estudo foi avaliar se existe uma diferença entre a carga imediata e a carga precoce nas áreas pré-molares e molares da mandíbula e do maxilar e comparar os dados com os dados históricos. Cinquenta e um pacientes receberam 120 implantes cónicos em áreas pré-molares e molares da mandíbula e maxila, para um total de 54 próteses parciais fixas de curta duração (2 a 4 unidades). Os pacientes foram divididos em 2 grupos, com a colocação de próteses parciais fixas provisórias a ocorrer dentro de 24 horas (n=33) ou 6 semanas (n=21) após a cirurgia de implante. Os valores de torque de inserção dos implantes situaram-se entre 35 e 45 Ncm. Após 6 meses, foram colocadas próteses metalo-cerâmicas definitivas. Os pacientes foram monitorizados clínica e radiograficamente quanto à remodelação óssea marginal no início e 3, 6 e 12 meses após a carga. Todos os pacientes foram seguidos durante 1 ano. Os dados foram analisados com estatísticas descritivas. Não se registou qualquer falha do implante. A reabsorção óssea marginal média (SD) foi de 1,24 (0,88) mm para o grupo de carga imediata e de 1,19 (1,01) mm para o grupo de carga precoce após 1 ano. Os resultados preliminares demonstram que, se forem seguidos protocolos cirúrgicos e protéticos correctos, a função imediata e a função precoce são abordagens previsíveis e seguras, mesmo em áreas de pré-molares e molares com baixa densidade óssea.

Richard P Kinsel et al (2007) realizaram "Um estudo retrospetivo em 56 arcadas dentárias edêntulas restauradas com 344 implantes de fase única utilizando um protocolo provisório fixo de carga imediata: Previsores estatísticos de insucesso dos implantes". O objetivo deste estudo retrospetivo foi avaliar os efeitos das dimensões do implante, do tratamento da superfície, da localização na arcada dentária, do número de pilares de suporte do implante, da técnica cirúrgica e dos factores de risco geralmente reconhecidos na sobrevivência de uma série de implantes dentários Straumann de fase única colocados em arcadas edêntulas utilizando um protocolo de carga imediata. Cada paciente recebeu entre 4 e 18 implantes numa ou em ambas as arcadas dentárias.

Foram recolhidos dados relativos a 344 implantes de fase única colocados em 56 arcadas edêntulas (39 maxilas e 17 mandíbulas) de 43 pacientes e imediatamente carregados com uma prótese fixa provisória de 1 peça. Um total de 16 implantes não conseguiu integrar-se com sucesso, para uma taxa de sobrevivência de 95,3%. *Nesta análise retrospetiva de 56 arcadas edêntulas tratadas consecutivamente com implantes dentários múltiplos de fase única carregados imediatamente, o comprimento reduzido do implante foi o único indicador significativo de insucesso.*

Srinivas M. Susarla et al (2008) efectuaram "Um estudo retrospetivo de carga atrasada versus carga imediata de implantes: Survival Analysis and Risk Factors for Dental Implant Failure" (Análise de sobrevivência e factores de risco de fracasso dos implantes dentários). O objetivo deste estudo era estimar a sobrevivência de 1 ano para implantes com carga tardia versus imediata e identificar factores de risco para o insucesso do implante. Este foi um estudo de coorte retrospetivo, que consistiu numa amostra de indivíduos que tiveram mais ou igual a 1 implante dentário Bicon (Bicon, Boston, MA) colocado durante um período de 13 anos. A variável preditora primária foi o método de carga do implante: tardio (3 a 6 meses após a colocação) ou imediatamente após a inserção. As variáveis preditoras secundárias foram classificadas como demográficas, anatómicas, implante/pilar e reconstrutivas.

A amostra do estudo consistiu em 677 indivíduos que tinham 2.349 implantes dentários de carga tardia e 178 pacientes que tinham 477 implantes de carga imediata. As estimativas de sobrevivência de 1 ano não ajustadas para os grupos de carga tardia e imediata foram de 95,5% e 90,3%, respetivamente (P <0,1). Neste estudo, os implantes de carga imediata tinham 2,7 vezes (após ajuste) mais probabilidades de falhar ao fim de 1 ano, em comparação com os implantes de carga tardia.

Laurens den Hartog et al (2009) efectuaram um estudo sobre "Carga imediata e restauração personalizada de um único implante na zona estética maxilar: Um relatório clínico".

O objetivo deste relatório clínico foi demonstrar um protocolo de carga imediata de implantes para a restauração de um incisivo central em falta. Após a fase de restauração provisória, foi utilizado um pilar de impressão fabricado individualmente e, subsequentemente, foi colocada uma coroa definitiva aparafusada de 1 peça totalmente em cerâmica.

Este relatório descreveu um tratamento em que um implante maxilar anterior foi imediatamente restaurado com uma restauração provisória. Durante a fase provisória, o ajuste da restauração provisória criou um perfil de emergência ótimo. Foi efectuada uma moldagem com um pilar de moldagem fabricado individualmente para uma reprodução precisa do perfil de emergência estabelecido e, finalmente, foi colocada uma coroa de cerâmica pura aparafusada. Ao implementar este protocolo, foi possível obter um resultado definitivo ótimo, juntamente com a satisfação imediata do paciente. No entanto, é necessária a cooperação entre várias disciplinas e uma seleção cuidadosa dos pacientes.

William Li et al (2009) efectuaram um estudo retrospetivo sobre a carga funcional imediata de maxilas e mandíbulas edêntulas com 690 implantes, até 71 meses de acompanhamento. O objetivo do presente estudo foi descrever a carga funcional imediata de maxilas e mandíbulas completamente desdentadas através de próteses provisórias fixas e comparar as taxas de sobrevivência cumulativa entre maxilas e mandíbulas. Foram estudadas 48 maxilas desdentadas e 85 mandíbulas desdentadas, num total de 133 arcadas. Vinte e dois casos receberam reabilitação simultânea da maxila e da mandíbula. Foram utilizados trezentos e dezanove implantes para a maxila e 371 implantes para a mandíbula, num total de 690 implantes. Foi utilizada uma média de 6,65 fixações para reconstruir uma maxila edêntula e uma média de 4,36 implantes para uma mandíbula edêntula. O período médio de acompanhamento foi de 29,5 meses, variando entre 11,5 e 71 meses. Seiscentos e setenta e dois dos 690 implantes (97,4%) foram seguidos durante pelo menos 1 ano. Quatro implantes falharam na maxila e 5 implantes falharam na mandíbula. A perda óssea marginal média foi de 0,07 mm após 1 ano. O tempo médio de insucesso foi de 2,89 meses no pós-operatório (intervalo, 2 a 5 meses). Nos implantes que falharam, os valores de torque de inserção máxima foram significativamente inferiores aos dos implantes bem sucedidos.

O protocolo de carga imediata constituiu taxas de sobrevivência cumulativas de 98,7% para a maxila e 98,7% para a mandíbula, com uma taxa de sobrevivência cumulativa global de 98,7%.

O protocolo de carga imediata por prótese provisória fixa provou ser um método eficaz na restauração de maxilas e mandíbulas completamente edêntulas, e o valor do torque de inserção máximo pode ser um fator de prognóstico na determinação do sucesso.

Michael S. Block et al (2009) *realizaram "Uma avaliação prospetiva de restaurações provisórias imediatas e tardias de dentes unitários". Este objetivo foi avaliado através da medição dos níveis de crista óssea em radiografias digitais padronizadas dos implantes, utilizando as roscas dos implantes como um monitor de ampliação e uma referência pré-extração.*

O objetivo deste estudo era duplo: determinar se existe uma diferença significativa na resposta dos tecidos duros e moles comparando a colocação imediata com a tardia de implantes após a remoção do dente, com provisionalização imediata, em locais anteriores do maxilar; e determinar e comparar os níveis de crista óssea como variável de ponto final primário para implantes colocados e imediatamente provisionalizados em locais de extração, com implantes colocados em locais de extração após o local de extração ter sido enxertado e cicatrizado durante 4 meses, todos imediatamente restaurados com uma restauração provisória anatómica. Um total de 76 pacientes *foram recrutados e distribuídos aleatoriamente por grupos de tratamento. O Grupo 1 teve um dente maxilar (pré-molar, canino, incisivo lateral ou central) removido, com enxerto de alvéolo imediato, seguido de colocação de implante e provisionalização 4 meses depois com um único dente. O grupo 2 foi submetido a colocação de implantes e provisionalização imediata. Foram utilizados suportes de radiografia padronizados para expor radiografias digitais a cada 6 meses, desde o início até 2 anos de restauração. As medidas dos tecidos moles foram efectuadas a partir de pontos de referência padronizados. Um total de 55 pacientes completou o seu acompanhamento. Vinte e um pacientes foram perdidos no seguimento devido à perda do implante (n=5), 1 tratado fora do protocolo devido à perda óssea vestibular encontrada na altura da remoção do dente (n=1), deslocalização geográfica (n=11), abandono por incumprimento (n =3), ou problemas médicos (n=1). As análises não mostraram diferenças significativas entre os grupos na integração do implante ou no movimento da crista óssea interdentária, quer no implante quer no dente adjacente. O nível ósseo nos implantes moveu-se dos níveis de base durante os primeiros 6 meses, mas não depois disso. Não foram observadas diferenças (P > 0,5) quando se compararam as interacções entre grupos, localizações dos dentes ou tempo. Houve uma diferença significativa (P < 0,5) na posição da margem gengival facial com uma posição mais apical da margem gengival facial no grupo retardado em comparação com o grupo imediato durante o curso do estudo.*

A resposta do osso crestal à colocação imediata ou retardada de um implante num local de extração na região anterior do maxilar com provisionalização imediata é semelhante no que diz respeito às alterações dos tecidos duros.

Caroline M. Kacer et al (2010) realizaram um estudo retrospetivo sobre "Carga imediata de implantes dentários na mandíbula anterior e posterior". O objetivo deste estudo retrospetivo era avaliar o sucesso global dos implantes de carga imediata na mandíbula. Foi colocado um total de 256 implantes dentários mandibulares com carga imediata num período de 2 anos. Dos 256 implantes de carga imediata, 252 integraram-se e foram restaurados e 4 falharam. Dos 4 implantes falhados, 3 encontravam-se na mandíbula anterior e o quarto na mandíbula posterior. Todos os 4 foram substituídos, integrados e restaurados. A taxa de sobrevivência dos implantes de carga imediata na mandíbula anterior foi de 99,4% e a taxa de sobrevivência na mandíbula posterior foi de 97%. O artigo concluiu que os implantes de carga imediata têm um sucesso clínico previsível na mandíbula anterior e posterior.

Daniel Boedeker et al (2011) efectuaram um estudo retrospetivo sobre o "Resultado clínico de implantes maxilares de carga imediata: Um estudo retrospetivo de 2 anos".
Os critérios de inclusão para a carga do implante foram a capacidade de atingir um torque de 35 N-cm, identificado com uma chave de torque no momento da inserção do implante, e o desejo do paciente de uma provisionalização imediata.
Um total de 1.018 pacientes recebeu 3.206 implantes maxilares durante um período de 2 anos, dos quais 571 receberam carga funcional imediata. Dos implantes maxilares que receberam carga imediata, 305 eram da Implant Direct e 266 da Nobel Biocare, num total de 7 implantes que falharam durante este estudo. Este estudo não revelou diferenças na taxa de insucesso dos implantes entre a carga precoce e a carga convencional. Dentro das limitações deste estudo, sendo retrospetivo e sem uniformidade no que diz respeito ao tratamento, o resultado global de uma taxa de sucesso cumulativa de 98,7% foi comparável a outra literatura atual relativa a implantes dentários de carga imediata na arcada maxilar.

O. Lenssen et al (2011) realizaram um estudo prospetivo de "Carga funcional imediata de implantes provisórios no maxilar atrófico reconstruído". O objetivo deste artigo é descrever um novo tratamento para a reabilitação funcional do maxilar atrófico e discutir os resultados preliminares deste protocolo de tratamento.
Foi realizado um estudo piloto prospetivo em 10 pacientes que foram submetidos a reconstrução óssea de maxilares atróficos sob anestesia geral, com enxertos ósseos autólogos da calvária e

colocação simultânea de seis implantes provisórios. Os implantes provisórios foram carregados com uma ponte acrílica provisória 1 dia após a cirurgia. Após 6 meses, os implantes provisórios foram removidos e os implantes definitivos foram colocados sob anestesia local, novamente num conceito de carga imediata com uma ponte provisória, seguida de uma ponte definitiva após mais 6 meses de cicatrização. Os enxertos ósseos integraram-se bem em todos os 10 pacientes, sem complicações infecciosas. A sobrevivência protética da ponte provisória na altura da colocação dos implantes foi de 100%. Todos os implantes definitivos puderam ser colocados e imediatamente carregados com uma segunda ponte provisória.

Os resultados preliminares deste estudo piloto demonstraram que este protocolo de tratamento é um tratamento bem tolerado por pacientes com atrofia maxilar que desejam reabilitação dentária.

Satyanarayana Raju Mantena et al (2014) efectuaram um estudo sobre "Avaliação da perda óssea crestal e da estabilidade da carga funcional imediata versus carga não funcional imediata de implantes posteriores monomandibulares: Um ensaio clínico piloto controlado e aleatório". O objetivo deste estudo foi avaliar e comparar a perda óssea crestal e a estabilidade de implantes dentários posteriores mandibulares unitários colocados em carga funcional imediata (IFL) e carga não funcional imediata (INFL) durante 6 meses após a colocação

Foram colocados 40 implantes de titânio em forma de raiz de peça única em 20 pacientes utilizando as técnicas IFL e INFL. A alteração no nível de crista óssea foi medida em radiografias periapicais digitais padronizadas utilizando o software de imagiologia SOPRO e a estabilidade dos implantes utilizando o analisador de frequência de ressonância, tiradas na linha de base, 1, 3 e 6 meses. As medições foram analisadas estatisticamente utilizando o teste t independente e emparelhado ($P < 0,05$, estatisticamente significativo)

A alteração média do nível de osso crestal desde o início até aos 6 meses foi significativa em ambas as técnicas. Os valores do quociente de estabilidade do implante (ISQ) no primeiro e terceiro meses foram inferiores aos da linha de base para ambos os grupos. No entanto, os valores do ISQ ao sexto mês eram semelhantes aos da linha de base em ambos os grupos. As alterações da crista óssea e os valores do ISQ, quando comparados entre os grupos, não apresentaram diferenças estatisticamente significativas. Em conclusão, os implantes dentários imediatamente carregados funcionalmente e os implantes imediatamente provisionalizados têm uma taxa de sucesso semelhante.

H. DeP. Lemes et al (2015) realizaram um estudo sobre o "Comportamento dos níveis ósseos da crista bucal após a colocação imediata de implantes sujeitos a carga imediata". O objetivo deste estudo foi medir as alterações nos níveis ósseos da crista alveolar vestibular após a colocação e carga imediata de implantes dentários com pilares protéticos cónicos Morse após a extração dentária.

A amostra foi constituída por 12 pacientes com uma idade média de 45 anos, nos quais foi indicada a extração de um incisivo central ou lateral superior. Antes da extração, foi realizada uma análise de tomografia computorizada (TC) para avaliar a presença da crista óssea vestibular. Foram efectuados exames de TC às 24 horas e aos 6 meses após a colocação do implante imediato e carga imediata. A altura da crista óssea vestibular foi avaliada em três pontos na direção mesio-distal: (1) o ponto central do alvéolo, (2) 1 mm mesial ao ponto central, e (3) 1 mm distal ao ponto central. Os valores obtidos foram submetidos a uma análise estatística, comparando as distâncias da crista óssea à plataforma do implante nos dois momentos. Após 6 meses, verificou-se uma redução estatisticamente significativa e não uniforme da altura ao nível da crista do osso bucal na direção cervical.

O estudo concluiu que a crista óssea vestibular dos implantes imediatos que substituíram os incisivos maxilares sofreu reabsorção apical quando sujeita a carga imediata.

B.R. Chrcanovic et al (2015) efectuaram um estudo de meta-análise sobre "Implantes dentários não submersos com carga imediata versus implantes submersos com carga diferida". O objetivo da presente meta-análise foi testar a hipótese nula de não haver diferença na taxa de insucesso dos implantes, infeção pós-operatória e perda óssea marginal para pacientes reabilitados com implantes dentários não submersos de carga imediata ou implantes submersos de carga tardia, contra a hipótese alternativa de haver diferença.

Foi realizada uma pesquisa eletrónica sem restrições de tempo ou de idioma em março de 2014. Os critérios de elegibilidade incluíram estudos clínicos em humanos, randomizados ou não. A estratégia de pesquisa resultou em 28 publicações. O método da variância inversa foi utilizado para um modelo de efeitos aleatórios ou fixos, dependendo da heterogeneidade. As estimativas de uma intervenção foram expressas como o rácio de risco (RR) e a diferença média (MD) em milímetros. Vinte e três estudos foram considerados com alto risco de viés, um com risco moderado de viés e quatro estudos foram considerados com baixo risco de viés.

A diferença entre procedimentos (implantes submersos versus não submersos) afectou significativamente a taxa de insucesso dos implantes. Não se verificou qualquer efeito significativo aparente dos implantes dentários não submersos na ocorrência de infeção pós-operatória ou na perda óssea marginal.

Tae Hyung Kim et al (2015) realizaram "Um estudo prospetivo sobre o estudo observacional de 1 ano de implantes dentários de corpo cónico de rosca dupla com carga imediata". Ao contrário dos protocolos de carga convencionais, a carga imediata de implantes unitários não foi totalmente investigada.

O objetivo deste estudo foi avaliar os resultados protéticos e estéticos da mucosa peri-implantar de implantes dentários imediatamente restaurados durante um ano de seguimento.

Vinte participantes que cumpriam os critérios de inclusão estabelecidos receberam implantes dentários de corpo cónico com rosca dupla (SuperLine; Dentium). Os implantes foram colocados e estabilizados com um binário mínimo de 35 Ncm e restaurados imediatamente após a cirurgia com restaurações provisórias. Estas foram substituídas por restaurações definitivas 6 meses após a colocação do implante. As medições clínicas em cada visita incluíram a análise da frequência de ressonância, a avaliação da saúde oral dos participantes (índices gengival e de placa) e o resultado estético da restauração provisória ou definitiva.

Os implantes colocados neste estudo clínico tiveram uma taxa de sucesso de 100%. A saúde oral e os resultados estéticos foram favoráveis para todos os participantes.

Os implantes dentários de corpo cónico e rosca dupla que foram colocados e imediatamente restaurados com próteses provisórias fixas e com próteses definitivas após 6 meses permaneceram estáveis e funcionais após 1 ano.

L.G.C. Guidetti et al (2015) realizaram "Um estudo prospetivo dc avaliação de implantes unitários colocados na área mandibular posterior sob carga imediata". O objetivo deste estudo foi avaliar a sobrevivência de implantes dentários unitários sujeitos a função imediata.

Doze pacientes com áreas edêntulas na mandíbula posterior foram incluídos no estudo. Todos receberam pelo menos um implante dentário de plataforma regular (3,75 mm/11 mm ou 3,75 mm/13 mm). Foram avaliados parâmetros clínicos e radiográficos.

A taxa de sobrevivência após 12 meses foi dc 83,3%. Os implantes não apresentavam mobilidade clínica, tinham valores de quociente de estabilidade do implante (ISQ Osstell) de cerca de 70, perda óssea até 2 mm e uma profundidade de sondagem de 3 mm.

Embora a mandíbula posterior seja uma área em que a carga imediata de implantes dentários deva ser efectuada com precaução, este tratamento apresentou uma boa taxa de sucesso na amostra do presente estudo.

V. Moraschini et al (2015) efectuaram um estudo sobre "Implantes unitários com carga imediata versus convencional na mandíbula posterior". O objetivo desta meta-análise foi comparar a sobrevivência dos implantes, a perda óssea marginal e as complicações entre a carga imediata e a carga convencional de implantes unitários instalados na mandíbula posterior.

Após o processo de seleção, cinco estudos cumpriram os critérios de elegibilidade e foram incluídos.

Os resultados da meta-análise foram expressos em termos de odds ratio (OR) ou diferença média padronizada (SMD), com um intervalo de confiança (IC) de 95%.

Os resultados foram agrupados de acordo com a heterogeneidade, utilizando o modelo de efeitos fixos ou aleatórios.

Não houve diferença estatisticamente significativa entre as duas técnicas (carga imediata vs. carga convencional) no que respeita à sobrevivência dos implantes (OR 1,71, IC 95% 0,40 a 7,36; P = 0,47). As complicações mecânicas e biológicas relatadas foram comuns aos dois tipos de intervenção, com exceção da profundidade de sondagem, que foi maior com a técnica de carga imediata, embora não tenha sido estatisticamente significativa.

V. Maraschino et al (2015) efectuaram um estudo sobre a "Avaliação das taxas de sobrevivência e de sucesso de implantes dentários relatados em estudos longitudinais com um período de seguimento de pelo menos 10 anos: uma revisão sistemática". O objetivo desta revisão sistemática foi avaliar as taxas de sobrevivência e de sucesso de implantes osseointegrados determinadas em estudos longitudinais que realizaram um acompanhamento de pelo menos 10 anos.

Foi incluído um total de 23 artigos nesta revisão. Foram seleccionados dez estudos prospectivos, nove estudos retrospectivos e quatro ensaios clínicos aleatórios, que avaliaram 7711 implantes.

O tempo médio de seguimento dos estudos incluídos foi de 13,4 anos. Todos os estudos relataram taxas de sobrevivência e valores médios de reabsorção óssea marginal, com valores médios cumulativos de 94,6% e 1,3 mm, respetivamente.

Tendo em consideração as diferentes medidas de resultados utilizadas para avaliar o desempenho dos implantes dentários e dentro das limitações desta revisão sistemática, podemos afirmar que os implantes osseointegrados são seguros e apresentam elevadas taxas de sobrevivência e uma reabsorção óssea marginal mínima a longo prazo.

Sara Tavakolizadeh et al (2015) efectuaram um estudo sobre "Comparação da perda óssea marginal e satisfação do paciente em sobredentaduras mandibulares assistidas por implantes simples e duplos com carga imediata". O objetivo deste estudo foi comparar o nível ósseo coronal e a satisfação do paciente em sobredentaduras mandibulares assistidas por 1 implante e 2 implantes. Vinte pacientes que tinham próteses mandibulares desadaptativas foram tratados neste estudo. Os pacientes foram divididos aleatoriamente em dois grupos. Se a estabilidade primária de cada implante fosse de pelo menos 60 ISQ, era colocado um encaixe de bola e a prótese era revestida com um revestimento macio. Após 6 semanas, a tampa retentiva foi incorporada com resina acrílica dura. Nas revisões de 6 e 12 meses, foi efectuada uma radiografia digital periapical e foram utilizados questionários de escala visual analógica para registar a satisfação do paciente.

Todos os implantes atingiram estabilidade primária suficiente para serem imediatamente colocados em carga. A satisfação dos pacientes foi elevada e não se registaram diferenças significativas entre os dois grupos ($P>0,05$). Para além disso, a perda óssea marginal média foi de 0,6 ± 0,67 mm no primeiro grupo e de 0,6 ± 0,51 mm no segundo grupo, após 12 meses. A perda óssea marginal média não mostrou diferenças significativas entre os dois grupos.

Este resultado preliminar de um ano indicou que as sobredentaduras mandibulares ancoradas a um único implante podem ser um método seguro e económico como passo inicial para o tratamento de sobredentaduras com implantes.

6. DISCUSSÃO

Reconhecendo a vantagem significativa oferecida pela carga imediata, os investigadores e clínicos desenvolveram o protocolo "dentes num dia". Este protocolo é melhor realizado por uma equipa cirúrgica e protética que trabalha nas mesmas instalações.

Os protocolos para carga imediata ou precoce procuram aumentar a estabilidade primária, o que pode ser conseguido através de uma superfície de implante optimizada e/ou de uma preparação cirúrgica optimizada do leito do implante. Por outro lado, através da modificação da superfície do implante, pretende-se uma aceleração da cicatrização óssea para conseguir uma osteointegração mais precoce e, por conseguinte, uma estabilidade secundária aceitável mais rápida para uma carga bem sucedida.

ANTECEDENTES HISTÓRICOS DO CARREGAMENTO IMEDIATO

A ideia da carga imediata de implantes dentários não é nova. No final do século XIX, os dentistas de ambos os lados do Atlântico estavam a experimentar vários designs e materiais para os primeiros protótipos de implantes, muitos dos quais eram carregados imediatamente e alguns deles sobreviveram durante períodos prolongados. No entanto, o insucesso também foi generalizado, devido à falta de dados científicos para apoiar estes primeiros esforços.

O trabalho de Branemark mudou para sempre o panorama da implantologia. A sua investigação científica e os estudos clínicos subsequentes no Departamento de Anatomia da Universidade de Gotemburgo levaram-no a concluir que eram necessários vários elementos para alcançar a sobrevivência a longo prazo dos implantes endósseos. Deve ser infligido o menor trauma possível ao osso no local do implante-recetor. Branemark acreditava que deviam ser criadas osteotomias nas quais os implantes se encaixassem confortavelmente, em vez de ficarem adjacentes a quaisquer espaços vazios.

Branemark também acreditava que, uma vez colocados, os implantes precisavam de ser protegidos de movimentos que os pudessem soltar e causar a formação de encapsulamento fibroso^

Desde então, ninguém mais pôs em dúvida a eficácia do protocolo de colocação de implantes em duas fases de Branemark como meio de assegurar a osteointegração. Desde então, vários investigadores (incluindo o próprio Branemark) têm-se debruçado sobre a questão de saber se a osteointegração também pode ser alcançada após a carga imediata.

No final da década de 1970, Ledermann começou a colocar implantes de titânio pulverizados com plasma e a fazer a imobilização no mesmo dia, carregando-os imediatamente com sobredentaduras mandibulares. Em 1984, relatou uma taxa de sobrevivência de 91,2% para 476 implantes colocados em 138 pacientes. Schroeder et al e Babbush et al, seguindo o mesmo protocolo, registaram taxas de sucesso de 98% e 96,1%, respctivamente. Desde então, mais de uma dúzia de outros estudos demonstraram a eficácia da carga imediata de implantes endósseos.[1]

CARGA IMEDIATA PARA UM ÚNICO DENTE

Foram efectuados vários estudos sobre estas restaurações unitárias colocadas em oclusão imediata através de provisionalização, com taxas de sucesso semelhantes às da carga diferida.

Michael Blocket al (2004) efectuou estudos que revelaram que setenta de 74 (94,6%) restaurações foram bem sucedidas com um acompanhamento de até 2 anos, o que é semelhante aos implantes de dente único tratados com um protocolo de 2 fases. Os implantes unitários de provisionalização imediata são técnicas eficazes quando são utilizados critérios de diagnóstico específicos.[6]

Jerome A. Lindeboomet al (2006), no seu estudo de comparação entre carga imediata e provisionalização imediata, verificou que todos os implantes unitários do grupo de carga imediata tinham uma margem gengival vestibular ideal, contra 91% do grupo de provisionalização imediata. A regeneração completa da papila interdentária mesial foi observada em 70% do grupo IL contra 91% do grupo IP, enquanto a regeneração completa da papila distal foi observada em 91% dos implantes IL e IP.[12]

Satyanarayana Raju Mantena et al (2014) revelaram que a carga funcional imediata de implantes dentários tem resultados e taxa de sucesso equivalentes aos dos implantes imediatamente provisionalizados, dentro das limitações do seu estudo. As alterações da crista óssea e os valores do Quociente de Estabilidade do Implante (ISQ), quando comparados entre os grupos, não apresentaram diferenças estatisticamente significativas.[33]

Tae Hyung Kim et al (2015) efectuou um estudo de implantes colocados no seu estudo clínico e relatou uma taxa de sucesso de 100%. Os implantes dentários de corpo cónico e rosca dupla que foram colocados e imediatamente restaurados com próteses provisórias fixas e com próteses definitivas após 6 meses permaneceram estáveis e funcionais após 1 ano.[37]

L.G.C. Guidetti et al (2015) realizaram um estudo com implantes de um único dente e observaram que a taxa de sobrevivência após 12 meses foi de 83,3%. Os implantes não apresentavam mobilidade clínica, tinham valores de quociente de estabilidade do implante (ISQ Osstell) em torno de 70, perda óssea de até 2 mm e uma profundidade de sondagem de 3 mm.Embora a mandíbula posterior seja uma área em que a carga imediata de implantes dentários deva ser realizada com cautela, este tratamento apresentou uma boa taxa de sucesso na amostra do presente estudo.[38]

V. Moraschini et al (2015) realizaram um estudo que revelou não haver diferença estatisticamente significativa entre as duas técnicas (carga imediata vs. carga convencional) no que respeita à sobrevivência do implante em estratégias de substituição de um único dente. Não houve diferença estatisticamente significativa na perda óssea marginal. As complicações mecânicas e biológicas relatadas foram comuns a ambos os tipos de intervenção, com exceção da profundidade de sondagem, que foi maior após a técnica de carga imediata, embora não tenha sido estatisticamente significativa.[39]

A partir dos estudos analisados, concluímos que a carga imediata de um único dente não tem diferença estatisticamente significativa quando comparada com a carga convencional em termos de sucesso dos implantes. A perda óssea da crista e a estabilidade do implante apresentaram resultados equivalentes aos da carga convencional.

CARGA IMEDIATA DOS DENTES MÚLTIPLOS

A investigação na área da substituição de dentes fixos ou múltiplos com carga imediata foi dividida em próteses colocadas na mandíbula e próteses colocadas na maxila. Nos primeiros estudos de restaurações mandibulares de múltiplos dentes com carga imediata, uma técnica colocou implantes adicionais ou provisórios para suportar inicialmente a prótese enquanto os restantes implantes passavam pela fase de cicatrização.

Este facto foi investigado para reduzir os custos do tratamento para o paciente e determinar o número mínimo de implantes necessários para suportar uma prótese de carga imediata.

Antonio Achilli et al (2007) concluíram que, se forem seguidos protocolos cirúrgicos e protéticos precisos, a função imediata e precoce são abordagens previsíveis e seguras, mesmo em áreas de pré-molares e molares com baixa densidade óssea. A reabsorção óssea marginal média (SD) foi de 1,24 (0,88) mm para o grupo de carga imediata e 1,19 (1,01) mm para o grupo de carga precoce após 1 ano. Não se registou qualquer falha do implante.[15]

Daniel Boedeker et al (2011) concluíram que este estudo não mostrou diferenças na taxa de insucesso dos implantes entre a carga precoce e a carga convencional. Dentro das limitações deste estudo, sendo retrospetivo e sem uniformidade no que diz respeito ao tratamento, o nosso resultado global de uma taxa de sucesso cumulativa de 98,7% é comparável a outra literatura atual relativa a implantes dentários com carga imediata na arcada maxilar.[27]

Os estudos efectuados para a carga imediata de múltiplos dentes revelaram uma boa taxa de sucesso.

A carga imediata de múltiplos dentes em áreas de baixa densidade óssea mostrou uma reabsorção óssea semelhante à da carga convencional. A taxa de fracasso do implante é semelhante à da carga convencional.

CARGA IMEDIATA NA MAXILA E MANDÍBULA DE EDÊNTULOS

Os estudos clínicos de **Randow K, Ericsson et al (1999)** indicaram que os dispositivos de fixação em titânio e Branemark podiam ser corretamente ancorados na área interforaminal mandibular e suportar com êxito uma supraestrutura fixa transversal à arcada, mesmo quando imediatamente carregados após a colocação. Além disso, o resultado do estudo indica que a reabsorção óssea está dentro do mesmo intervalo em torno dos implantes instalados de acordo com este procedimento cirúrgico de 1 fase e carga imediata que em torno dos implantes instalados e carregados de acordo com o protocolo tradicional de 2 fases. [1]

Stephen F Balshi et al (2005) concluíram que o estudo da carga imediata em toda a arcada maxilar sugere que estes protocolos são adequados para a maioria dos pacientes que necessitam de reconstrução total do implante maxilar. O protocolo, tal como demonstrado nos estudos, é muito bem sucedido em proporcionar um estado duradouro de osteointegração como base para a estabilidade a longo prazo de próteses fixas aparafusadas.

A taxa de sobrevivência cumulativa do implante com carga imediata foi de 99,0% para estes pacientes. A taxa de sobrevivência da prótese foi de 100%. [8]

Richard P Kinsel et al (2007) efectuaram estudos de 56 arcadas edêntulas tratadas consecutivamente com múltiplos implantes dentários de fase única colocados imediatamente. Um total de 16 implantes não conseguiu integrar-se com sucesso, para uma taxa de sobrevivência de 95,3%. O comprimento do implante surgiu como o único fator de previsão significativo do insucesso do implante.[16]

O. Lenssen et al (2011) concluíram que a sobrevivência protética da ponte provisória no momento da colocação dos implantes era de 100%. Todos os implantes definitivos puderam ser colocados e imediatamente carregados com uma segunda ponte provisória. A satisfação do paciente foi elevada devido ao incómodo pós-operatório limitado e à reabilitação protética fixa imediata.
Os resultados preliminares do estudo piloto demonstram que este protocolo de tratamento é um tratamento bem tolerado por pacientes com atrofia maxilar que desejam reabilitação dentária.[28]

Caroline M. Kacer et al (2010) concluíram que a taxa de sobrevivência dos implantes de carga imediata na mandíbula anterior era de 99,4% e a taxa de sobrevivência na mandíbula posterior era de 97%. Os implantes de carga imediata têm um sucesso clínico previsível na mandíbula anterior e posterior.[23]

Vários sistemas não eram flexíveis na sua técnica cirúrgica e a falha de um único implante resultava numa taxa de falha protética, o que levou à determinação de que um mínimo de quatro implantes deveriam ser colocados na mandíbula desdentada para suportar uma prótese fixa com carga imediata. Este método requer que os implantes tenham um comprimento mínimo de 1O mm. [5,15]

Na maxila edêntula ou parcialmente edêntula, é necessário colocar um número significativamente maior de implantes para obter a estabilidade primária de uma prótese de carga imediata. Embora muitos estudos tenham sugerido um requisito de 8 a 12 implantes, vários estudos demonstraram taxas de sucesso semelhantes com 5 a 8 implantes.[15,17]

Os critérios de seleção também são mais difíceis de cumprir na maxila devido à presença anatómica do seio maxilar e ao seu efeito na altura do osso residual. No entanto, a carga imediata tanto na maxila como na mandíbula edêntula ou parcialmente edêntula é uma opção de tratamento viável se os critérios de seleção forem cumpridos.

A partir dos estudos acima, observámos que a carga imediata em maxilas e mandíbulas edêntulas apresentou uma boa taxa de sucesso. O comprimento do implante e o número de implantes têm um papel significativo no sucesso da carga imediata na maxila e na mandíbula desdentadas.

CARREGAMENTO IMEDIATO PARA A REABILITAÇÃO DE BOCA CHEIA

William Li et al (2009) revelaram que o protocolo de carga imediata por próteses provisórias fixas provou ser um método eficaz na restauração da maxila e da mandíbula completamente edêntulas, e o valor do torque de inserção máximo pode ser um fator de prognóstico na determinação do sucesso. O protocolo de carga imediata constituiu taxas de sobrevivência cumulativas de 98,7% para a maxila e 98,7% para a mandíbula, com uma taxa de sobrevivência cumulativa global de 98,7%. %. ***Verificou-se que a taxa de sobrevivência dos implantes não estava relacionada com o diâmetro do implante, sistema, configuração, tipo de ligações do pilar e posição dos implantes.***[21]

CARGA IMEDIATA DA PRÓTESE DE SOBREDENTADURA

Nikolai J. Attard et al (2005) concluíram que os protocolos de carga precoce com overdentures eram uma metodologia de tratamento atractiva. Os estudos a curto e médio prazo sugerem taxas de sucesso elevadas na mandíbula (taxas de sucesso de 90%-100%), independentemente da esplintagem do implante e da topografia da superfície, mas estes resultados não podem ser extrapolados para a maxila edêntula devido à falta de provas disponíveis para apoiar esse protocolo. Estão disponíveis provas limitadas para a maxila edêntula (taxas de sucesso de 90%-100%) e para o paciente parcialmente edêntulo (taxas de sucesso de 93%-100%), o que sublinha a necessidade de mais investigação.[7]

John Chang et al (2014) concluíram que as sobredentaduras suportadas por tecidos de implantes partilham o suporte com os tecidos subjacentes e os implantes. Embora possam ser utilizadas na maxila, as sobredentaduras são frequentemente utilizadas na mandíbula porque a taxa de sucesso é mais elevada.[32]

Sara Tavakolizadeh et al (2015) revelaram que o resultado preliminar de um ano indicou que as sobredentaduras mandibulares ancoradas a um único implante podem ser um método seguro e económico como passo inicial para o tratamento de sobredentaduras com implantes.

A carga imediata da prótese de sobredentadura mostrou uma taxa de sucesso mais elevada na mandíbula do que na maxila.

RESUMO

A prestação de cuidados a pacientes com falta de um ou de todos os dentes requer frequentemente implantes para restaurar a função, a estética, os contornos ósseos e dos tecidos moles, a fala e a saúde intra-oral. O protocolo de carga oclusal retardada, com uma ou duas fases, foi avaliado durante mais de 30 anos numa série de contextos e situações clínicas. No entanto, em algumas condições dos pacientes, o processo de cicatrização retardada pode causar problemas psicológicos, sociais, de fala e/ou funcionais. Está disponível uma gama completa de opções de tratamento relativamente à cicatrização inicial dos tecidos duros e moles. A restauração imediata de um doente após a cirurgia de implante é uma dessas alternativas.

O protocolo de carga imediata oferece aos pacientes uma série de vantagens significativas, em comparação com os protocolos tradicionais de colocação de implantes. O número de consultas necessárias é mínimo. Além disso, esta abordagem elimina virtualmente o desconforto pós-cirúrgico, ao mesmo tempo que oferece uma melhoria quase instantânea na fala e na função mastigatória, na estética e na autoimagem do paciente. A experiência dentária global torna-se positiva, ajudando a contrabalançar as histórias negativas que tantas vezes criam as fobias dentárias que levam à deterioração dentária.

A seleção adequada do doente continua a ser fundamental. Para este procedimento, o doente deve ter uma qualidade e quantidade suficientes de osso para assegurar a fixação inicial. Também precisa de estar consciente de seguir todas as instruções pós-cirúrgicas. No entanto, quando estes elementos estão presentes, o protocolo "dentes num dia, tempo" promete aumentar significativamente o número de indivíduos que estão dispostos e são capazes de colher os benefícios da implantologia dentária.

A carga imediata de um único dente não tem diferença estatisticamente significativa quando comparada com a carga convencional em termos de sucesso dos implantes. A perda óssea da crista e a estabilidade do implante apresentaram resultados equivalentes aos da carga convencional.

Os estudos efectuados para a carga imediata de múltiplos dentes revelaram uma boa taxa de sucesso. A carga imediata de múltiplos dentes em áreas de baixa densidade óssea mostrou uma reabsorção óssea semelhante à da carga convencional. Não se registou qualquer falha do implante.

A carga imediata em maxilas e mandíbulas edêntulas apresentou uma boa taxa de sucesso. O comprimento do implante e o número de implantes têm um papel significativo no sucesso da carga imediata no maxilar e na mandíbula desdentados. Na maxila edêntula, é necessário colocar um número significativamente maior de implantes para obter a estabilidade primária de uma prótese com carga imediata. Embora muitos estudos tenham sugerido um requisito de 8 a 12 implantes, vários estudos demonstraram taxas de sucesso semelhantes com 5 a 8 implantes. Deve ser colocado um mínimo de quatro implantes na mandíbula edêntula para suportar uma prótese fixa com carga imediata. Este método requer que os implantes tenham um comprimento mínimo de 1,5 mm.

A carga imediata para reabilitação de boca completa concluiu que a taxa de sobrevivência dos implantes não estava relacionada com o diâmetro dos implantes, o sistema, a configuração, o tipo de ligações dos pilares e a posição dos implantes. Mostrou uma taxa de sucesso significativa na reabilitação da boca completa.

A carga imediata da prótese de sobredentadura mostrou uma taxa de sucesso superior na mandíbula quando comparada com a maxila.

As vantagens da instalação de implantes numa única fase e o constante desenvolvimento dos implantes e das técnicas cirúrgicas encorajaram novas investigações sobre a carga imediata de implantes unitários em várias regiões da boca, com elevadas taxas de sucesso e sobrevivência.

BIBILOGRAFIA

1. RandowK, Ericsson et al, Immediate functional loading of Branemark dental implants (Carga funcional imediata de implantes dentários Branemark):

Um estudo de acompanhamento clínico de 18 meses, Clin Oral Implant Res 1999: 10: 8-15

2. Saime Sahin et al, A influência das forças funcionais na biomecânica dos implantes. próteses suportadas, Journal ofDentistry 30 (2002) 271-282

3. Charles J. Goodacre et al, Clinical complications with implants and implant prostheses (Complicações clínicas com implantes e próteses de implantes),

J ProsthetDent2003; 90:121-3

4. Dincer Bozkaya et al, Evaluation of load transfer characteristics of five different implantes em osso compacto em diferentes níveis de carga por análise de elementos finitos, J Prosthet Dent 2004; 92:523-30.

5. Craig M. Misch et al, Immediate Loading of Definitive Implants in the Edentulous Mandíbula utilizando uma prótese provisória fixa: A Técnica de Conversão de Dentadura, J Oral Maxillofac Surg 62:106-115, 2004, Suppl

6. Michael Blocket al, Restauração Provisória Imediata de Dente Único de Dentista Implantes: Técnica e resultados iniciais, J Oral Maxillofac Surg 62:1131-1138, 2004

7. Nikolai J. Attard et al, Protocolos de carga imediata e precoce de implantes: A literature revisão de estudos clínicos, J Prosthet Dent 2005; 94:242-58

8. Stephen F Balshi et al Um estudo prospetivo da carga funcional imediata, após

os dentes num dia Protocolo: A case series of 55 Consecutive Edentulous Maxillas, Clinic Implant and Dentistry Related Research Vol 7,No 1, 2005

9. Paulino Castellon et al, Técnicas para facilitar a provisionalização de implantes Restaurações, J Oral Maxillofac Surg 63:72-79, 2005, Suplemento 2

10. GeorgeE. Romanos et al, Histologic and Histomorphometric Findings From Retrieved, Immediately Occlusally Loaded Implants in Humans, J Periodontal 2005; 76:1823-1832.

11. Kenneth L. Halpern et al, Cirurgia minimamente invasiva de implante e elevação do seio maxilar com carga imediata, J Oral Maxillofac Surg 64:1635-1638, 2006

12. Jerome A. Lindeboom et al, Immediate Loading Versus Immediate Provisionalization of Maxillary Single- Tooth Replacements: Um estudo prospetivo aleatório com implantes BioComp Oral Maxillofac Surg 64:936-942, 2006.

13. M. Degidi et al, Do longer implants improve clinical outcome in immediate loading, Int. J. Oral Maxillofac. Surg. 2007; 36: 1172-1176.

14. Roberto Villa et al, Immediate and early function of implants placed in extraction sockets of maxillary infected teeth: Um estudo piloto, J Prosthet Dent 2007; 97: S96-S108

15. Antonio Achilli et al, Immediate/early function with tapered implants supporting próteses parciais fixas posteriores maxilares e mandibulares: Preliminary results of a prospective multicenter study, J Prosthet Dent 2007; 97: S52-S58

16. Richard P Kinsel et al, Retrospective Analysis of 56 edentulous dental arches restored with

344 single stage implants using an Immediate Loading Fixed Provisional protocol : Statistical Predictors of Implants Failure, Int J ORAL MAXILLOFAC IMPLANTS 2007;22:823-830

17. Tiziano Tealdo et al, Immediate function with fixed implant- supported maxillary dentures: A 12- month pilot study, J Prosthet Dent 2008;99:351-360)

18. Stefan Holst et al, O efeito do tipo de restauração provisória no micromovimento dos implantes, J Prosthet Dent 2008;100:173-182

19. Srinivas M. Susarla et al, Carga retardada versus carga imediata de implantes: Análise de sobrevivência e factores de risco para a falha de implantes dentários, J Oral Maxillofac Surg 66:251255, 2008

20. Laurens den Hartog et al, Carga imediata e restauração personalizada de um único implante na zona estética maxilar: Um relatório clínico, J Prosthet Dent 2009;102:211-215

21. William Li et al, Estudo Retrospetivo sobre a Carga Funcional Imediata de Maxilas e Mandíbulas Edêntulas com 690 Implantes, até 71 Meses de Seguimento, J Oral Maxillofac Surg 67:2653-2662, 2009

22. Michael S. Block et al,Avaliação prospetiva de restaurações provisórias imediatas e tardias de um único dente, J Oral Maxillofac Surg 67:89-107, 2009, Suppl 3

23. Caroline M. Kacer et al, Immediate Loading of Dental Implants in the Anterior and Posterior Mandible: Um estudo retrospetivo de 120 casos, J Oral Maxillofac Surg 68:2861-2867, 2010

24. Georgios Romanos et al, Survival Rate of Immediately vs Delayed Loaded Implants: Análise da literatura atual, J Oral Implantology Vol. XXXVI/No. Quatro/2010.

25. Abbas Azari et al, Carga imediata simultânea de implantes e reabilitação oclusal: Uma abordagem de tratamento sofisticada, J Oral Maxillofac Surg 68:392398, 2010

26. Fawad jawed et al, The role of primary stability for successful immediate loading of dental implants, Journal of dentistry 38 (2010) 612-620

27 Daniel Boedcker et al, Resultados clínicos de implantes maxilares com carga imediata: Um estudo retrospetivo de 2 anos, J Oral Maxillofac Surg 69:1335-1343, 2011

28. O. Lenssen et al, Immediate functional loading of provisional implants in the reconstructed atrophic maxilla: preliminary results of a prospective study after 6 months of loading with a provisional bridge, Int. J. Oral Maxillofac. Surg. 2011; 40: 907-915

29. Kazuho Yamada,Carga imediata de implantes após cirurgia guiada por computador, Journal ofProsthodontics Research 55 (2011) 262-265

30. Caiazzo, et al, Preservação da placa bucal com colocação e provisionalização imediata de implantes pós-extração: Resultados preliminares de uma nova técnica, Int. J. Oral Maxillofac. Surg. 2013; 42: 666-670

31. Babak Bahrami et al, Effect of surface treatment on stress distribution in immediately loaded dental implants-A 3D finite element analysis, Dental materials 3 0 (2 0 1 4) e89-e97

32. John Chang et al, Carga imediata e sobredentadura com barra de implante, J Prosthet Dent

2014;112:710-712)

33. Satyanarayana Raju Mantena et al, Evaluation of crestal bone loss and stability of immediate functional loading versus immediate non-functional loading of single- mandibular posterior implants: Um ensaio clínico piloto controlado e aleatório, Dent Res J 2014; 11:585-91
34. M. C. Goiato et al, Longevidade de implantes dentários em osso tipo IV: uma revisão sistemática, Int. J. Oral Maxillofac. Surg. 2014; 43: 1108-1116

35. H. DeP. Lemes et al, Comportamento dos níveis ósseos da crista bucal após a colocação imediata de implantes sujeitos a carga imediata, Int. J. Oral Maxillofac. Surg. 2015; 44: 389-394.

36. B.R. Chrcanovic et al, Immediately loaded non-submerged versus delayed loaded submerged dental implants: A meta-analysis,Int. J. Oral Maxillofac. Surg. 2015; 44: 493-506

37. Tae Hyung Kim et al, Estudo prospetivo, observacional de 1 ano de implantes dentários de corpo cónico de rosca dupla com carga imediata, J Prosthet Dent 2015;114:46-51

38. L.G.C. Guidetti et al, Evaluation of single implants placed in the posterior mandibular area under immediate loading: Um estudo prospetivo, Int. J. Oral Maxillofac. Surg. 2015; xxx: xxx-xxx. #2015

39. V. Moraschini et al, Immediate versus conventional loaded single implants in the posterior mandible: a meta-analysis of randomized controlled trials. Int. J. Oral Maxillofac. Surg. 2015; xxx: xxx-xxx.

40. Sara Tavakolizadeh et al, Comparison of marginal bone loss and patient satisfaction in single and double-implant assisted mandibular overdenture by immediate loading, J Adv. Prosthodont 2015; 7:191-8.

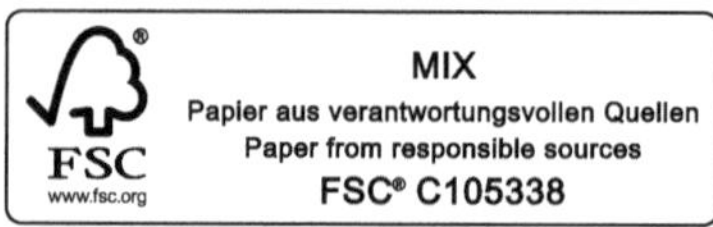

Printed by Books on Demand GmbH, Norderstedt / Germany